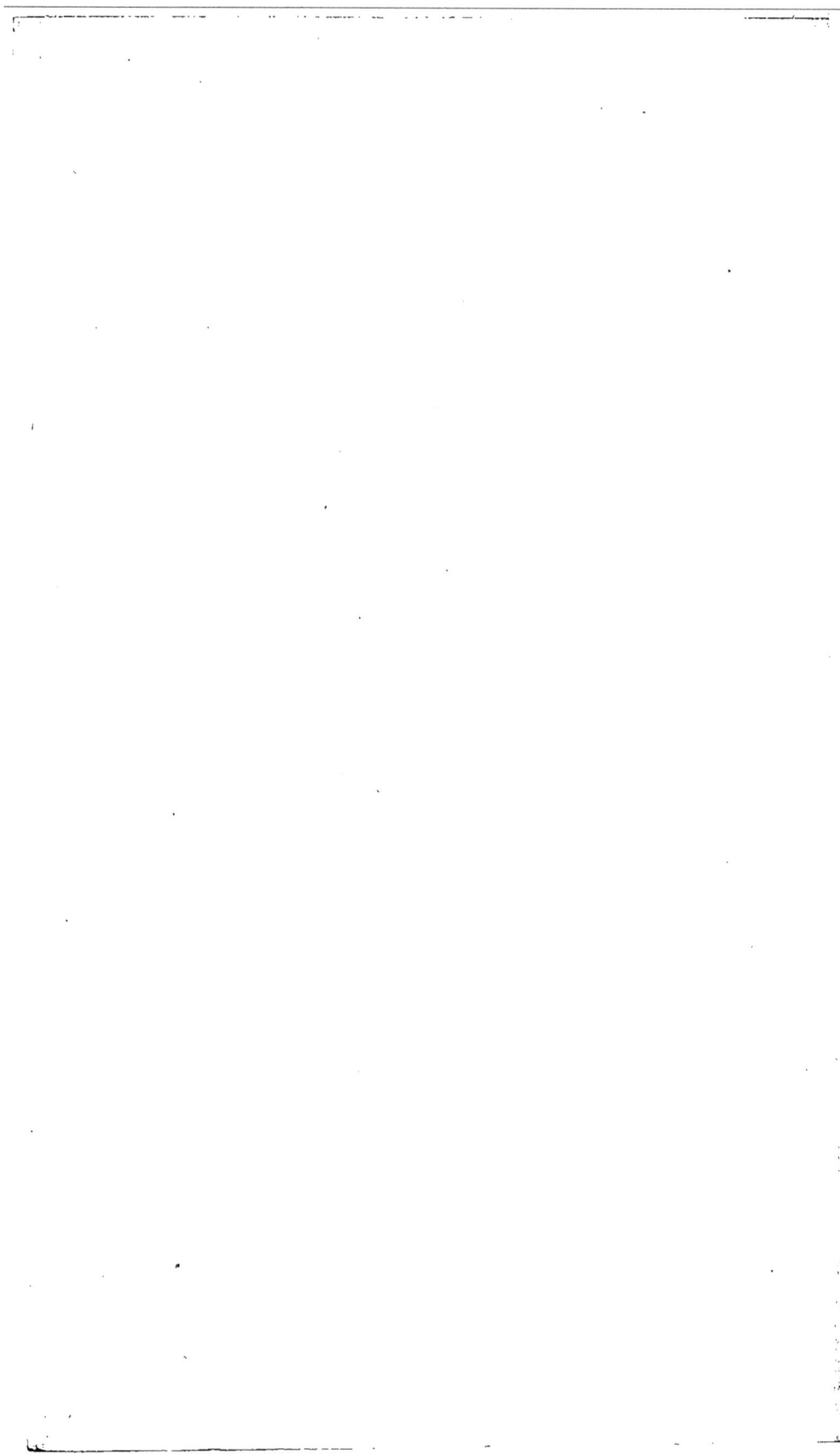

RÉFLEXIONS

SUR

LES DANGERS

PROVENANT

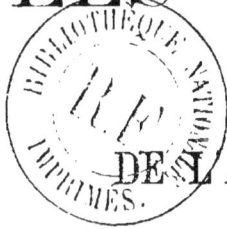

DE L'ABUS DU TABAC

PAR

A. BERNIER

Lauréat de l'Académie de Médecine (médailles d'argent et d'or)
et du Comité consultatif d'hygiène publique et de salubrité (médaille de bronze).
Membre du Conseil d'hygiène de l'arrondissement de Jonzac, etc.
Médecin à Archiac (Charente-Inférieure).

BORDEAUX

IMPRIMERIE DE J. DELMAS

Rue Sainte-Catherine, 139

1875

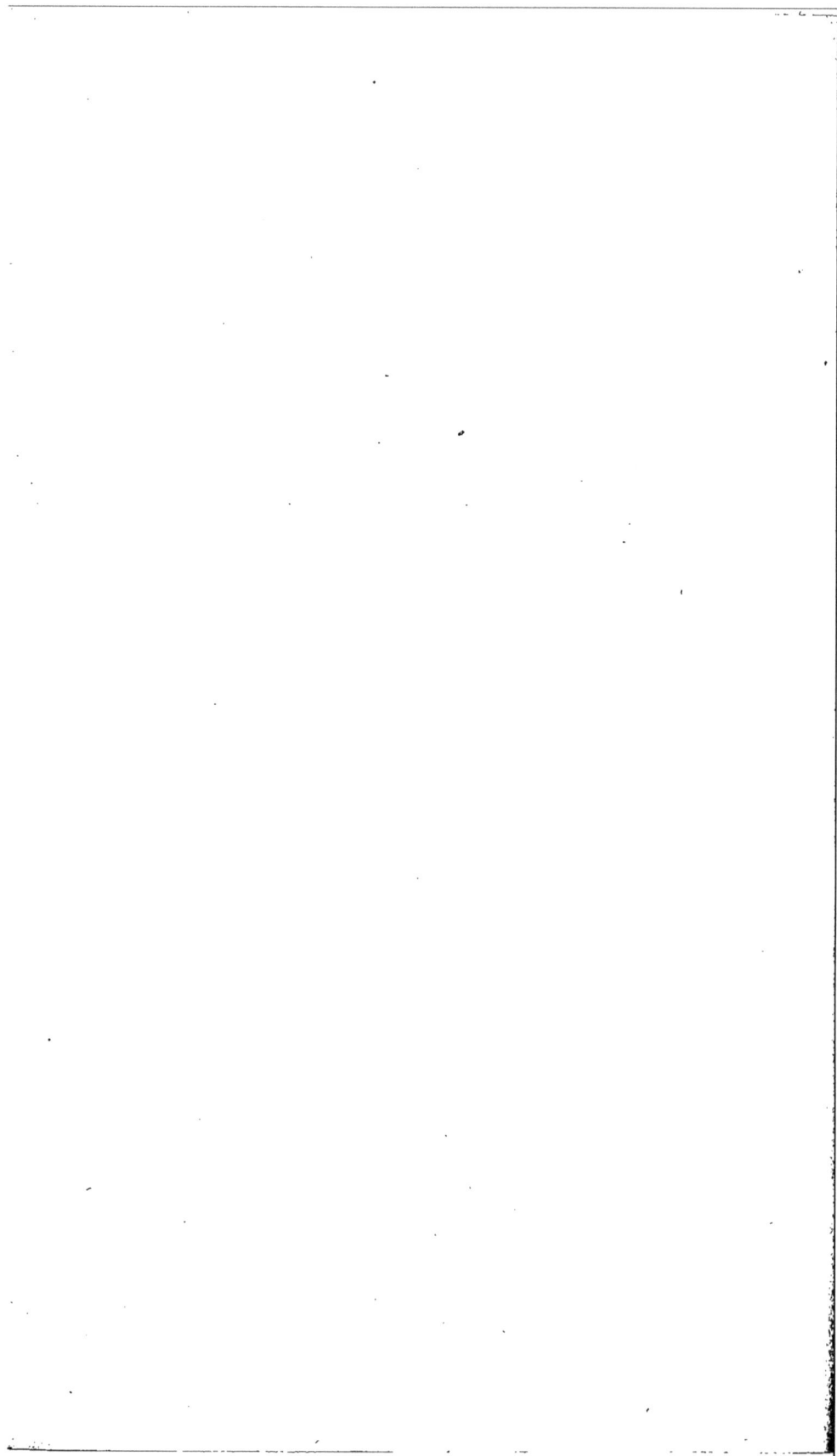

RÉFLEXIONS

SUR LES DANGERS

PROVENANT

DE L'ABUS DU TABAC

———∿∿∿∿———

En aucun temps, la nécessité d'éloigner de notre usage tout ce qui peut déranger nos organes dans l'exercice des fonctions qui leur sont dévolues, ne s'était montrée plus impérieuse qu'aujourd'hui, où toutes nos aspirations et nos efforts doivent tendre à perfectionner le corps et l'esprit, au souvenir de nos revers!

Combien seront considérées comme d'une opportunité secondaire les nouvelles lois protectrices de l'enfance, hélas déjà dans l'oubli, si l'homme fait se trouve encore assailli dans sa santé par une infinité d'abus, l'épuisant d'abord, pour le conduire ensuite à une vieillesse précoce qui le précipitera plus vite dans la tombe.

Régénération, régénération! la revanche, la revanche ! s'écriaient naguère, à la vue des défaites et des malheurs de notre pays, bon nombre d'exaltés ; tandis que d'autres, utopistes rêveurs, ou politiques égoïstes, élaboraient jour et nuit des théories fantaisistes.

Pendant ce temps, une assemblée d'hommes modestes, régénérateurs sérieux et désintéressés, fondait à Paris, rue Saint-Benoît, 5, sous la dénomination d'*Association Française contre l'abus du tabac*, une Société vraiment utile, par la charité et le plus pur patriotisme inspirée, ayant pour objet de combattre l'abus du tabac, substance éminemment délétère, en ce qu'elle porte principalement son action offensive sur le cerveau, foyer des forces physiques et morales. Située dans des conditions favorables, cette Association possède dans son sein des hommes éminents, appartenant à la science et ayant des collaborateurs à l'Académie de médecine, dans les hôpitaux, etc.

Uniquement préoccupés des intérêts sociaux et de l'hygiène, ces hommes, que le seul amour du bien public anime, après s'être livrés aux investigations les plus minutieuses, ont conclu de la façon la plus compétente sur les déplorables effets du tabac, au point de vue de la société et de la santé publique.

Le tabac est une plante à peu près connue de tout le monde, ce qui nous dispense de parler de ses caractères botaniques. Son nom lui vient de ce que les Espagnols l'ont découvert dans l'île de

Tabaco, et c'est pour rappeler Nicot, ambassadeur de France à la Cour de Portugal, qui l'introduisit chez nous, où il le présenta à Catherine de Médicis, qu'il reçut la dénomination de *nicotiane*.

Cette plante exhale une odeur nauséabonde, due à un principe extrèmement vénéneux, puisque la nicotine dont on l'extrait tue instantanément à très-faible dose, tout comme l'acide prussique.

On attribue au tabac une infinité d'accidents mortels qui ne doivent étonner personne; car les simples émanations de cette plante présentent un danger dont on peut se convaincre à la vue des personnes étiolées occupées dans les Manufactures de l'État. Ce qui paraît le plus surprenant, c'est que l'engouement qu'on a pour cette solanée s'étende jusqu'à pousser quelques-uns de ses fanatiques, peu gourmets, à la mâcher, et que ce vieillard maladroit, loin de réparer l'irréparable outrage des années, tout au moins par la propreté, ne s'aperçoive point qu'on recule de dégoût à l'aspect de sa roupie et à l'odeur qu'il répand.

C'est en 1624 que la culture du tabac fut introduite en France, et en 1674 que le gouvernement s'empara de sa fabrication et de sa vente.

Quelques années après, ce monopole rapportait déjà à l'État 32 millions. En 1810, le gouvernement abandonna cet avantage, qu'il reprit plus tard.

Actuellement, ce privilége assure à la France un revenu qui dépasse 200 millions.

Sous forme de prise, le tabac affaiblit l'odorat, et fumé avec excès, il agit de la même façon sur le goût. C'est donc par la dépravation de ces sens, qu'on doit expliquer la facilité de la sophistication des substances alimentaires.

Dans son action destructive, le tabac est puissamment aidé par son auxiliaire l'alcool, dont une certaine classe fait une égale consommation, sans s'apercevoir des périls dont ce double excès la menace.

« O maudite plante! s'est écrié un philanthrope célèbre, que n'es-tu encore inconnue et délaissée dans les bois de Tabaco! »

Par une fatalité cent fois déplorable, une plante âcre et puante est devenue la reine de l'univers, dont elle altère progressivement la santé et la civilisation depuis deux siècles passés, sans qu'il en ait conscience. Et dire que cette généralisation, que cette faveur toujours croissante du tabac en France est l'œuvre d'une reine qui se chargea d'en propager l'usage! Aussi, à la vue de la première tabatière sortant de la poche d'un Ministre-Cardinal, vit-on se former une triple coalition de priseurs, de fumeurs et de chiqueurs, afin d'opérer une immense contagion de la plante homicide, dont les rois s'emparèrent ensuite pour en faire un commerce extrêmement lucratif.

Le Gouvernement de la République lui-même, plus fécond que ses devanciers, prépare innocemment à la marche envahissante du tabac un triomphe

nouveau. La récente législation sur la guerre, après
avoir multiplié le nombre des soldats, peuplera nos
plus modestes villages de fumeurs qu'imiteront
leurs frères puînés. C'est ainsi que le teint rosé
des enfants de la campagne disparaîtra à son tour,
sous l'influence d'une habitude pernicieuse, qu'ils
considèrent follement comme l'ornement et l'apa-
nage du citadin.

C'est principalement vers l'encéphale, siége de
l'intelligence, que le tabac se complaît à diriger
son action malfaisante. C'est aussi à cet organe que
s'adressent les muscles et leurs satellites, à l'effet
de s'approvisionner de force et de vitalité. De là,
nécessité absolue pour le cerveau d'être à l'état
normal, afin de ne pas contrarier l'action régulière
des organes qui sont sous sa dépendance, et qui
remplissent les diverses fonctions de l'économie.

Si l'homme est pourvu de l'instinct de la conser-
vation, il n'en est pas moins constamment exposé
aux dangers qui se dérobent sous ses pas.

Ainsi, le tabac se prête volontiers à tous les
caprices de ceux qui en font usage ; mais qu'on le
prise, qu'on le fume, ou qu'on le mâche avec excès,
il est bien difficile, sinon impossible, d'échapper à
ses funestes effets.

Classé dans les poisons narcotico-àcres les plus
violents, il détermine à forte dose, non-seulement
une vive inflammation du canal intestinal, mais
encore des vertiges, la stupeur, le tremblement, etc.
Pris à petite dose, à la façon dont on en use au-

jourd'hui généralement, il agit le plus souvent d'une manière lente, occulte; et à part les tempéraments privilégiés, ceux qui n'abandonneront pas cette désastreuse coutume se verront, au déclin de leur vigueur, sinon auparavant, privés de cette douce période de la verte vieillesse, pour devenir les victimes d'une précoce caducité.

Mise en contact avec le nez, qui devient fréquemment le siége de dartres rongeantes s'étendant jusqu'à la face; avec les lèvres, dont la moindre gerçure peut devenir cancéreuse sous l'influence d'une irritation incessante; et avec les organes de la respiration et de la digestion, une certaine quantité de tabac se trouve d'abord dissoute, puis absorbée ainsi que la fumée qui en résulte, par la membrane muqueuse qui tapisse ces divers organes.

L'absorption du tabac ainsi accomplie ne constitue pas seulement une imbibition mécanique comme le ferait une éponge, mais bien un acte éminemment vital, puisque le produit de l'absorption doit être élaboré tout comme celui d'une substance alimentaire. Sous l'influence de cette absorption quotidienne et de tous les instants, nous pouvons ajouter de cette anormale et dangereuse nutrition, nous avons à déplorer tout un cortége d'affections ayant leur siége au cerveau; telles sont les maladies mentales, de la vue et de l'entendement, les paralysies à formes diverses, etc., dont le nombre va toujours augmentant.

De même que ce perfide agent, en donnant naissance à des infirmités variées, a présenté une marche sourde, insidieuse, de même souvent ces états morbides ont suivi dans leur apparition et leur développement un mouvement lent et progressif qui, en leur donnant un caractère de chronicité, les a rendus habituellement rebelles à tous les moyens curatifs.

Les dérangements de la santé n'attendent pas toujours un bien long abus du tabac pour se produire, car il n'est pas rare de voir aujourd'hui des hommes jeunes encore et des enfants même en proie à un trouble organique inquiétant, dont l'usage de cette plante est seul responsable. Cette perturbation d'un genre nouveau, offrant des phénomènes particuliers, donnerait facilement lieu à une obscurité complète de diagnostic, si l'on n'était édifié déjà sur les dangers que le tabac renferme.

Le navigateur et l'oisif semblent trouver dans l'usage du tabac un charme infini, qu'ils expieront plus tard, alors que cette apparence de bien-être qu'ils croient éprouver, cette douce extase, n'est rien autre chose qu'un état léger de stupeur, d'ivresse !

Cette appréciation des effets du tabac sur le cerveau n'est qu'une vérité pratique, pleinement justifiée par l'antipathie manifeste qu'ont pour l'usage de la nicotiane les travaux de l'esprit nécessitant des efforts d'intelligence. Ajoutons qu'il n'est même pas jusqu'à l'accomplissement de la besogne la plus matérielle qui ne paraisse trouver des entraves, donnant lieu à un amoindrissement des forces musculaires, quand cette besogne coïncide avec l'usage continu du tabac.

C'est pour le cerveau et l'appareil digestif, d'ailleurs unis par une étroite sympathie, que le tabac paraît réserver une préférence marquée, dans la distribution de son effet toxique. Par conséquent, la jeunesse des écoles, envisageant l'usage de cette plante comme un signe de virilité, à un âge encore critique où son accroissement physique et moral exige bien des précautions hygiéniques, ne se défie pas assez des dangers auxquels elle expose le succès de ses études; car c'est pendant cette période de formation et de travail intellectuel, que le cerveau réclame impérieusement la plénitude de son activité, et que l'appareil digestif sollicite toute sa puissance réparatrice.

Les mêmes vérités trouveront également leur application chez nos jeunes soldats, dont le bon vouloir, la valeur et le courage, ne peuvent suppléer à la force que dans de certaines limites.

Lors des grandes manœuvres militaires qui viennent d'avoir lieu récemment, les chefs de corps ont pu constater, par les résultats obtenus, l'urgence de mesures hygiéniques destinées à transformer la jeunesse actuelle en vigoureux guerriers, dignes de leurs ancêtres, les soldats de la République et du premier Empire.

Dans ces derniers temps, une statistique ayant un caractère officiel, ingénieux moyen de contrôle que nous devons à un homme distingué, l'un des Dupin, signalait les ecclésiastiques comme atteignant l'âge le plus avancé. Si cette longévité du clergé en France peut trouver des raisons d'être dans l'exemption des peines et des soucis inhérents aux autres classes de la société, il est juste aussi d'ajouter, au profit de la thèse que nous soutenons, qu'il se fait dans le corps religieux une bien moindre consommation de tabac.

Enfin si, pour conclure, en regard des centaines de millions versés par les consommateurs de tabac dans les caisses de la France, on exposait le tableau des infirmités morales et physiques provenant de l'abus de cette plante, l'oisiveté qu'elle occasionne à tous les âges, la gêne qu'elle cause dans de pauvres ménages, la perturbation sociale qui en résulte, les catastrophes de tout genre auxquelles elle donne lieu, les incendies qui en sont la conséquence, et dont le chiffre s'élève à des centaines de millions, etc., etc., philanthropes et spéculateurs ne pourraient se défendre d'un sentiment de douloureuse surprise.

Hommage donc à l'Association française contre l'abus du tabac, et nos vœux ardents pour son utile et généreuse entreprise.

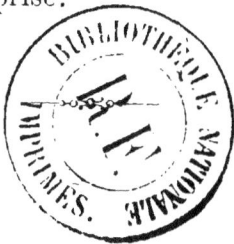

www.ingramcontent.com/pod-product-compliance
Lightning Source LLC
Chambersburg PA
CBHW050458210326
41520CB00019B/6265